Peltre

UNE THÈSE DE PHARMACIE

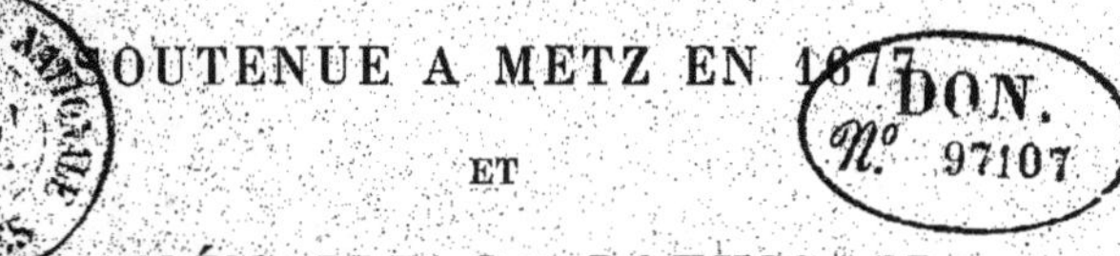

SOUTENUE A METZ EN 1677

ET

UN MÉMOIRE D'APOTHICAIRE

pour Paul Ferry, ministre protestant à Metz

(1666-1669)

publiés par le Dr P. DORVEAUX

Bibliothécaire de l'École supérieure de Pharmacie de l'Université de Paris

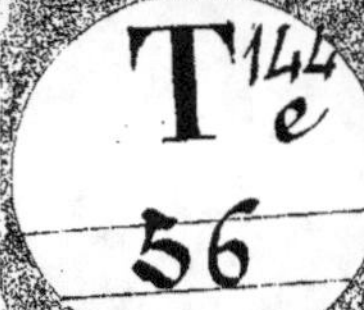

UNE THÈSE DE PHARMACIE

SOUTENUE A METZ EN 1677

publiée par le Dr P. DORVEAUX

Bibliothécaire de l'École supérieure de Pharmacie de l'Université de Paris

---

Jusqu'à ce jour on ne connaissait guère que deux thèses pharmaceutiques du XVIIe siècle, soutenues : l'une en 1620, à Montpellier, par François de Raffou, « natif de Ruffec-en-Angoulmois » ; l'autre, en 1684, à Aix-en-Provence, par Amand Martelly, d'Aix (1). Mademoiselle Buvignier-Cloüet, l'auteur bien connu de *Chevert* (2), en possède une troisième, qu'elle a bien voulu me communiquer et me permettre de reproduire, celle de Jacques Peltre, soutenue à Metz, le lundi 14e jour de juin 1677, « au logis de Maistre Nicolas Husson, Maistre des Pharmaciens », en présence des médecins Philippe d'Armène (3) et Samuel Duclos (4) et « du Corps de Pharmacie ».

Cette thèse est un placard imprimé de 71 centimètres de long sur

---

(1) Le *Bulletin* n° 11 *de la Société syndicale des Pharmaciens de la Côte-d'Or* (Dijon, 1892, p. 108) a publié un fac-simile très réduit de chacune de ces thèses. Elles ont été signalées dans l'historique de la thèse de pharmacie qui sert de « Préface » à mon *Catalogue des thèses de pharmacie soutenues en province* (Paris, H. Welter, 1894, p. 11).

(2) *Chevert, lieutenant-général des armées du Roi* (1695-1769) : *son origine, sa naissance, sa vie, les expéditions auxquelles il prit part et les causes qui les déterminèrent*, par Mlle Madeleine Buvignier-Clouet, Verdun, 1889, gr. in-8° de IV-304 pages et planches.

(3) Philippe d'Armene, docteur en médecine, fils du médecin Nicolas d'Armene, naquit à Metz en 1612 et y mourut en 1680. De son mariage avec Marguerite Thirion, veuve Gérardin, il eut cinq enfants, dont un fils, Abraham-Louis, qui fut médecin ordinaire des armées du Roi et conseiller-échevin de l'hôtel de ville de Metz. (Poirier, *Metz, documents généalogiques*, Paris, 1899, p. 176.)

(4) Samuel Duclos (*La France protestante* par Eugène et Emile Haag écrit Du Clos en deux mots) était l'aîné des douze enfants d'un savant médecin de Metz, Samuel Duclos, l'inventeur du fameux « Baume vert de Metz » (V. l'*Inventaire de la pharmacie de l'hôpital Saint-Nicolas de Metz*, 27 juin 1509, publié par le Dr P. Dorveaux Nancy, 1894, p. 19). Né à Metz en 1618, il y mourut en 1681. Il fut médecin stipendié de la ville, médecin ordinaire du Roi et de la Cour du Parlement de Metz, etc. Son fils Jean épousa Marthe-Antoinette d'Armene, fille d'Abraham-Louis et petite-fille de Philippe d'Armene.

47 de large, dont la dédicace occupe la moitié supérieure, et les 4 propositions sont disposées sur 4 colonnes d'égales dimensions. Son auteur, issu d'une famille de médecins et de chirurgiens mipartie protestante et mipartie catholique, était très probablement fils de l'apothicaire Jean Peltre, dont la veuve, Madelaine de Vigy, fournissait, en 1669, des médicaments au fameux ministre protestant Paul Ferry (1). Marié à Madeleine Dubois, il en eut une fille et un fils, Jean, qui lui succéda (à Jean succéda son fils Pierre) dans la vieille apothicairerie de Fournirue (2).

Jacques Peltre était un apothicaire intelligent, qui se tenait au courant des publications scientifiques de son époque et savait les lire avec profit. Dans sa thèse, soutenue le 14 juin 1677, il donne, au sujet du corail, un extrait de la « Seconde Partie » des *Six Voyages de Jean Baptiste* TAVERNIER (3), laquelle, « achevée d'imprimer pour la première fois le premier octobre 1676 », porte la date de 1677.

---

(1) Mlle Buvignier-Cloüet possède un compte d'apothicaire intitulé : « Monsieur Fery ministre doibt à la veufve de feu Jean Peltre », lequel comprend des médicaments fournis du 27 juillet 1666 au 21 mai 1669. Il est publié à la suite de la thèse de Jacques Peltre.

(2) Ces renseignements sont tirés de l'ouvrage de l'abbé POIRIER (*Metz*, p. 492), déjà cité.

(3) TAVERNIER (Jean-Baptiste), voyageur français, né à Paris en 1605, mort à Copenhague en 1689. La lecture du récit de ses *Six Voyages* est très intéressante, surtout au point de vue de l'histoire de la matière médicale.

A MESSIEURS
MESSIEURS LES MAISTRES
APOTICQUAIRES JUREZ DE LA
VILLE DE METZ.

Je ne crois pas, Messieurs, commettre une incongruité ni mal debutter dans le dessein que j'ay de soûtenir ces Thèses, en les dédiant à vous mèmes qui ètes en ce rencontre mes véritables juges et parties. D'ordinaire, on s'adresse dans de pareilles occasions aux personnes illustres en naissance ou en authorité, desquelles on ne remporte qu'un simple souris avec un maigre compliment, et qui croyent nous faire beaucoup d'honneur de souffrir que leurs noms soient aux frontispices de nos Theses, ne considerants pas l'honneur qu'on pretend leur faire en agissant de la sorte. Il s'y trouve d'ailleurs tant de bisarerie dans l'esprit des Hommes et quelquefois tant de chagrin qu'à peine en trouve t on qui reçoivent favorablement ce qu'on leur adresse, et souvent on en est très mal recompencé, tant les sentiments sont différents. Pour moy qui craint (*sic*) tout et qui n'ay pas la desmengaison de laquelle on se repend à loisir, je tiens ma politique plus fine dans ce rencontre, puis qu'en vous marquant par là mes très humbles respects, je treuverais peut-estre moyen de gagner vôtre bien-veillance, et de desarmer un peu la rigueur que vous avés droit d'exercer contre moy, qui regarderrais toûjours avec respect ceux qui ont vieilly en céte profession comme mes maistres et mes pères, les plus jeunes comme des personnes de qui j'aurais l'honneur d'estre confrere, et qui aurais toûjours pour le Corps en general et pour chaqu'un en particulier toute la soûmission et deference possible, estant,

MESSIEURS,

Vostre Tres-humble et tres-obeïssant Serviteur,

JACQUES PELTRE.

CONCLUSIONS DE PHARMACIE sur les questions données par Messieurs D'Armene et Duclos, Docteurs en Medecine, Stipendiés de la Ville et Cité de Metz, lesquelles seront soûtenues (Dieu aydant) par JACQUES PELTRE, aspirant à la Maistrise, au logis de Maistre Nicolas Husson, à present Maistre des Pharmaciens, en présence desdits Sieurs Docteurs et du Corps de Pharmacie. A Metz le Lundy quatorsième jour de Juin mil six cent soixante dix sept.

Sçavoir comme on doit considerer les Plantes pour estre dans leur perfection ?

L'on peut remarquer de deux sortes de perfections dans les plantes : l'une qui les regarde estant considérées generalement et en elles mesmes, et l'autre qui concerne les qualitez qu'elles possedent et les bons effets qu'on en peut attendre pour l'usage de la Medecine. Les plantes sont dans leur perfection de la premiere maniere lors qu'ayant atteint leur juste grandeur, elles fleurissent et sont sur le point de produire des semences. L'autre perfection qui se remarque dans les plantes à l'égard de leurs effets est bien plus considerable à cause de la grande utilité qu'on en reçoit pour plusieurs maladies. Il est constant que les plantes ont cette sorte de perfection lors que leurs parties sont dans une telle disposition et dans un tel estat qu'elles peuvent produire de meilleurs effets que lors qu'elles estoyent autrement disposées. Mais comme les plantes ont plusieurs parties sensibles, des racines, des bois, des escorces, des feuilles, des fleurs, etc., qui se trouvent dans leur perfection les unes dans un temps et les autres dans un autre, il faut un peu descendre dans le detail et les considerer les unes après les autres dans l'estat auquel elles peuvent estre le mieux conservées et le plus utilement employées. La plus part des racines sont dans leur perfection lorsqu'elles vont pousser et qu'elles possèdent encore les bonnes parties qui dans la suitte montent et se repandent par toute la plante qui est hors de terre : c'est pourquoy on les fait ordinairement arracher en Mars et en Avril, car en ce temps là vous les trouvez très odorantes et remplies de toutes leurs bonnes parties, au lieu qu'en un autre temps vous n'y rencontrez presque plus rien que du bois. Cette reigle n'est pourtant pas sans exception, car il y a des racines comme celle d'ozeille, celle de chicorée et autres semblables qui sont bonnes en tout temps. Pour ce qui est des escorces et des bois comme sont les Santaux, le bois de Rose, l'escorce de tamaris, etc., on leur peut attribuer leur perfection lors qu'ils sont sur le point de pousser des feüilles et de nouvelles branches comme j'ay dit des racines. Les feüilles et les herbes sont dans leur perfection lors qu'estant prestes de fleurir ou mesme desjà en fleur elles nous font sentir à l'odorat et au goust la force et l'excellence de leurs parties. Pour ce qui est des fleurs, des semences et des fruits, la chose est assez claire d'elle mesme sans que j'aye affaire de m'estendre d'avantage sur cette matiere. Et voilà comment je conçois que l'on doit considerer les plantes pour estre dans leur perfection.

Sçavoir si la Pharmacie Galenique differe de la Chymique?

Comme les hommes ont esté de tout temps incommodez en leur santé, il n'est point de doute qu'ils n'ayent employé tous leurs soings et qu'ils n'ayent mis tout en usage pour trouver quelque soulagement à leurs maux : c'est ce qui a donné lieu à l'invention de la Pharmacie qui s'est avancée petit à petit et qui s'est mise en haute estime par toute la terre. Il n'y a eu personne qui n'ait tasché de contribuer à sa perfection, et mesme les plus celebres Medecins Arabes et Grecs y ont travaillé fort et ferme. La Pharmacie Galenique a pris son nom de Galien, qui l'a mis le plus en vogue et en reputation. Elle fait des preparations sur les Vegetaux, sur les Animaux et sur les Mineraux ; mais elles ne sont que fort simples et fort communes ; elles tendent pourtant à purifier les medicaments des parties heterogenes dont ils sont remplis, à faire des remedes qui se puissent conserver long-temps sans se corrompre et à les rendre plus agreables et plus faciles à estre pris au dedans du corps. La Pharmacie Chymique, qui est presentement fort en credit, fait ses operations sur les mesmes subjets et pour les mesmes intentions que la Pharmacie Galenique, et quoy qu'elle se serve des mesmes moyens que celle-cy pour bien reüssir à ses opérations, elle en a pourtant outre ceux-là un très grand nombre d'autres, et l'industrie des artistes (1) luy en decouvre encore tous les jours de nouveaux pour foüiller et pour penetrer jusques aux moindres petits recoins des mixtes, afin d'en tirer toutes les bonnes parties qui les composent et d'en separer toutes les impuretez qui ne feroyent que mettre obstacle aux bons

(1) *Artiste* a ici le sens de *chimiste*. Autrefois la chimie était un *art*, et ceux qui s'y adonnaient étaient des *artistes*. Il en était de même pour la pharmacie, que Sébastien Colin appelait, en 1553, « l'art d'apoticairie », dans sa *Déclaration des abuz et tromperies que font les Apoticaires* (nouvelle édition par le Dr P. Dorveaux, Paris, 1901, p. 23, 29, etc). Dans les « Lettres testimoniales délivrées en 1646 à Jean-Bernard Turrel, de Dijon, serviteur apothicaire à Montpellier », que j'ai publiées dans le *Bulletin* n° 19 *de la Société syndicale des Pharmaciens de la Côte-d'Or* (Dijon, 1900, p. 96 et tirage à part), elle est appelée « l'art de la pharmacie. »

effets qu'on en pourroit attendre. Tout cecy fait assez voir que les deux Pharmacies ont beaucoup de rapport l'une avec l'autre et, quoy que l'une aille bien plus avant que l'autre, on peut pourtant dire avec raison qu'elles s'entredonnent mutuellement quelque lumière et que la Pharmacie Chymique ne seroit pas parvenue à un si haut degré de perfection sans la Pharmacie Galenique, et reciproquement que celle cy seroit defectueuse en beaucoup d'endroits si la Pharmacie Chymique n'avoit suppléé à ses deffauts. On peut ajoûter à cela que nous voyons aujourd'huy un grand nombre de Pharmaciens très habiles qui pratiquent conjointement les deux Pharmacies et qui les employent tous les jours avec fort bon succez à la preparation et à la composition de leurs medicaments, ce qui acheve de me persuader que

La Pharmacie Galenique ne diffère pas de la Chymique.

Si la raclure de Corne de Cerf est preferable à celle qui est brulée ou à celle qui est calcinée philosophiquement?

La corne de Cerf est si bien fournie des parties volatiles et spiritueuses comme sont la pluspart des choses qui se tirent des animaux, qu'elle a donné lieu à diverses preparations dont les unes peuvent estre estimées meilleures que les autres. Il y en a deux entr'autres qu'il faut icy un peu considerer parce qu'elles font (*sic*) à nostre sujet. L'une se pratique en faisant bruler la corne de cerf à un grand feu de reverbere ou bien dans un four de potier pendant quelques heures, où, estant devenüe bien blanche, on la broye sur le marbre et on l'appelle de la corne de cerf brulée. L'autre preparation est encore une espèce de calcination, mais plus douce que la premiere : l'on prend plusieurs morceaux de corne de cerf et, les ayant suspendu dans un alambic, on leur fait recevoir la vapeur de quelque Plante cordiale jusques à ce que la corne de cerf soit bien ouverte et tellement attendrie qu'on la puisse fàcilement réduire en poudre fort subtile, et alors on l'appelle de la corne de cerf preparée philosophiquement, et l'on pretend que l'une et l'autre ont à peu près les mesmes vertus, qu'elles sont fort cordiales et sudorifiques, qu'elles combattent les venins et guerissent les fièvres malignes, les dysenteries et les devoyements. Voila bien des bons effets qu'on leur attribue, mais je ne sçay si c'est avec autant de raison qu'on se l'imagine, car il est constant que la corne de cerf estant exposée à la violence du feu, on ne l'y sçauroit laisser si peu de temps que ses meilleures parties qui sont extremement subtiles ne prennent l'essor, si bien que, ce qui la rendoit sudorifique et utile contre les venins et contre les fievres malignes venant à se perdre entierement, il ne luy reste plus rien après la calcination que sa partie terrestre et une petite quantité de sel fixe dont on ne peut pas esperer de grands effects. Et quoy que la calcination philosophique soit plus lente et paroisse bien plus douce que l'autre, il est pourtant très vray de dire que la vapeur penetre si bien la corne de cerf qu'elle enlève et entraine avec elle ses parties les plus volatiles et qui ont d'elles mesmes de la disposition à s'exhaler. La raclure de corne de cerf n'ayant point esté exposée au feu possède encore toutes ces bonnes parties, de sorte qu'il seroit bien plus avantageux de l'employer tout simplement ou bien de la reduire en poudre subtille, et je m'asseure qu'on en pourroit esperer tous les bons effets qu'on a legerement attribué à la corne de cerf calcinée, et pourtant

La raclure de Corne de cerf est preferable à celle qui est brulée et à celle qui est calcinée philosophiquement.

Si le Coral est une plante ?

Il n'y a guère de personnes qui n'ayent veu du coral et qui ne sçachent qu'il se tire de la mer; mais je m'asseure qu'il y en a peu qui puissent dire précisement ce que c'est et qui osent se vanter d'en avoir une connoissance bien exacte. Si nous consultons les Anciens là dessus, ils nous diront que c'est un arbrisseau qui vient dans la mer, qu'il porte des fruits rouges et de mesme figure que les cornoüilles de nos jardins, qu'il est vert et mollasse sous les eaux, mais qu'aussi tost qu'il en est dehors et qu'il a senti l'air, il s'endurcit et se petrifie. Neantmoins ceux qui ont assisté à la pesche du coral qui se fait dans la mer Mediterranée proche la Sardaigne et aux costes de Barbarie, nous asseurent qu'il est au fond de la mer aussi dur et aussi rouge que quand il en est tiré, et qu'il tient si ferme aux rochers sur lesquels on le trouve qu'il faut se servir de beaucoup de violence pour l'en pouvoir détacher : que pour ce qui est de ses grains, ils n'en ont jamais peu voir aucun sur ses branches, et que si l'on en voit quelque part, c'est l'artifice des hommes qui leur a donné leurs différentes figures et qu'il ne faut pas se laisser persuader qu'il y en ait de naturels. M. Tavernier dans la relation de ses voyages nous décrit la manière avec laquelle on le pesche en divers endroits de la mer et nous rapporte entre autres choses fort curieuses, qu'en un certain temps de l'année l'on tire du bout de ses branches, en les pressant, un suc blanchâtre à peu près semblable à du laict de femme, et il conjecture de là avec assez de probabilité que ce pourroit bien estre une espèce de semence, laquelle venant à tomber sur quelque chose que ce soit qui se trouve dans la mer, y fait naistre une nouvelle branche de coral, comme en effet il s'y en est rencontré sur une teste de mort, sur une lame d'épée et sur une grenade qui estoit tombée dans la mer, comme luy mesme tesmoigne l'avoir veu (1). Enfin, pour achever ce que nous avons à dire du Coral, à bien considerer sa figure d'arbrisseau, sa liqueur laiteuse qui semble luy tenir lieu de semence, et la partie basse de son tronc qui tient ferme dans le rocher comme si c'estoit une racine, il y a bien de l'apparence qu'il vegete au fond de la mer et qu'il doit tenir son rang entre les vegetaux : mais aussi d'un autre costé, sa dureté naturelle et ses branches qui sont toujours seches et arides sans produire ny fruit ny feüillage, nous marquent qu'il participe aux proprietez des mineraux, de sorte qu'on ne sçauroit tirer aucune consequence, sinon que

Le Coral est une plante qui tient de la nature des minéraux.

A METZ, Chez P. Collignon Imprimeur ordinaire du Roy, demeurant en haut de Fourni-ruë.

---

(1) Voici les termes mêmes dont se sert Tavernier (*Les six Voyages de Jean-Baptiste Tavernier*, 2ᵉ partie, p. 341, Paris, 1677) : « Quelques-uns ont cru que le corail est mol dans la mer, quoy qu'en effet il soit dur ; mais il est bien vray qu'en certain mois de l'année on tire du bout de la branche en le pressant une espece de laict comme de la mammelle d'une femme, et cela pourroit bien estre comme de la semence, laquelle tombant sur quelque chose que ce soit qui se trouve dans la mer y produit une autre branche de corail, ainsi qu'il s'en est trouvé en effet sur une teste de mort, sur une lame d'épée, et sur une grenade qui estoit tombée dans la mer où il s'estoit entrelassé des branches de corail de la hauteur d'un demi-pied, et j'ay eu cette grenade entre les mains ».

UN MÉMOIRE D'APOTHICAIRE (1)

pour Paul Ferry (2), ministre protestant à Metz (1666-1669)

publié par le Dr P. DORVEAUX
Bibliothécaire de l'École supérieure de Pharmacie de l'Université de Paris

---

Monsieur Fery (*sic*) ministre doibt à la veufve de feu Jean Peltre.

		FRANCS	GROS
Juillet 1666.	Du 27e, $\frac{1}{2}$ once casse extraicte (3)	1	0
7bre	Du 3e, $\frac{1}{2}$ once casse extraicte	1	0
—	Du 12e, demie once casse extraicte	1	0
Avril 1667.	Du 3e, un clister laxatif refrigerant (4)	2	0

---

(1) Ce mémoire d'apothicaire rappelle « les parties » de M. Fleurant, dans le *Malade imaginaire*. Il est antérieur de quatre ans à la première représentation de cette fameuse comédie de Molière.

(2) Paul Ferry, ministre protestant à Metz, naquit dans cette ville le 24 février 1591 et y mourut le 28 décembre 1669. Le mémoire de la veuve Jean Peltre, arrêté au 21 mai 1669, est donc antérieur de 7 mois à la mort de Paul Ferry. Il est à présumer que cet illustre pasteur reçut les soins du médecin Samuel Duclos, son coreligionnaire, celui qui présida à la thèse de l'apothicaire Jacques Peltre.

(3) *Casse extraicte*, pulpe de casse. « La moëlle ou pulpe de casse est appellée en latin *cassia extracta* », dit Nicolas Lemery (*Traité universel des Drogues simples*, Paris, 1698, p. 162). Valerius Cordus donne, dans son *Guidon des Apotiquaires* (Lyon, Loys Cloquemin, 1572, p. 233), la manière d'extraire la pulpe de la casse : « Prenés, dit-il, les cannes ou gousses de casse les plus pesantes et qui ne resonnent point quand on les bransle, fendés les et en tirés la mouelle, les entre-deux et les semences, puis mettés le tout dans un crible composé de poil de cheval lequel vous metrés après sur un pot d'eau bouillante, et avec le dehors d'un cuiller remuerés ladicte mouëlle affin qu'il passe peu à peu par un crible, et quand quelque chose sera passée, vous l'osterés soudainement affin qu'il ne s'imbibe par trop de vapeur, ce que vous ferés jusques à ce que vous en aurés assés. Au reste, toutes les fois qu'il sera besoing, il en faudra *extraire* de recente, pour ce que estant gardée elle s'enaigrit ».

(4) Les clystères étant des médicaments magistraux, ne figurent pas dans les Pharmacopées; on les trouve dans les formulaires à l'usage des médecins, dans les traités de médecine à l'usage des gens du monde et dans les recueils de secrets de médecine. Philbert Guybert (*Toutes les Œuvres charitables*, Paris, 1648, p. 1 et suiv.) donne de nombreuses recettes de clystères : « clystère pour purger le ventre, qui peut se faire en tout temps », « clystère detersif », « clystère rafraichissant et detersif », etc

		FRANCS	GROS
Avril	Du 5, son clister reitterez..................	2	0
—	Plus $\frac{1}{2}$ once casse extraicte..................	1	0
Juin	Du 13. Pour monsieur une medecine composé (*sic*) avec casse, manne, senné, syrop de fleurs de Peschées (1)..........................	3	0
—	Du 15e, sa medecinne reitterez	3	0
7bre	Du 4e, $\frac{1}{2}$ once casse extraicte................	1	0
8bre	Du 3e, $\frac{1}{2}$ once casse extraicte	1	0
—	Du 21, un clister composé avec catholicum (2), miel violat............................	2	0
—	Du 25, un clister reitterez	2	0
May **1668.**	Du 6, un clister avec dix dragmes casse extraicte, miel violat............................	2	0
—	Du 27, $\frac{1}{2}$ once casse extraicte................	1	0
Juillet	Du 27, dix dragmes huille de spic (3).........	1	0
Aoust	Du 2, $\frac{1}{2}$ once casse extraicte.................	1	0
	Plus pour la servante un clister laxatif et emollient	1	8
7bre	Du 18, pour son vigneron à Platteville (4), une bouteille eau scabieuse, de chardon benit, pavot rouge (5) contenant 10 onces	1	0

(1) Le sirop de fleurs de pêcher est, dans la *Pharmacopée* de Bauderon (éditée par François Verny, Lyon, 1663, p. 97), le premier des « syrops purgatifs ».

(2) Le *catolicon* de l'*Antidotarium Nicolai* (Venise, Nicolas Jenson, 1471, f° 6 r°) est appelé : *antidotus catholica, hoc est universalis seu omnes humores purgans*, dans la traduction latine de Nicolaus Myrepsus (*Medicamentorum opus*, Bâle, 1549, col.145), qui en donne deux formules ; *electuarium catholicon* dans le *Dispensarium magistri Nicolai Præpositi* (Lyon, 1505, f° liii, r°) ; *diacatholicon Nicolai* ou « composition universelle de Nicolas », dans le *Guidon des Apotiquaires* de Valerius Cordus (Lyon, 1572, p. 247), etc. C'est le fameux catholicon, appelé aussi catholicon double, électuaire de rhubarbe composé, électuaire catholicum, etc., qui figure encore dans le *Codex* de 1884.

(3) *Oleum spicæ*, « huille d'aspic ou lavande » du *Guidon des Apotiquaires* (p. 401), qui en parle en ces termes : « L'huille d'aspic se fait par distilation de la grande lavande qu'on appelle *spica*. On ne peut pas faire cest huille à si bon marché entre nous (en Allemagne ; Valerius Cordus était allemand) comme on fait en Provence ; pourtant il vaudra mieux l'achepter des marchans qui l'aportent de France, que non pas le faire ».

(4) Aujourd'hui *Plappeville*, village situé aux portes de Metz.

(5) Mélange d'eaux distillées de scabieuse, de chardon bénit et de pavot rouge. Le *Guidon des Apotiquaires* contient un « Bref discours de la distillation des eaux », qui en occupe les pages 572 à 660.

		FRANCS	GROS
Mars 1669.	Du 25, deux dragmes senné		6
	Plus une once manne	1	6
	Plus $\frac{1}{2}$ once casse extraicte	1	0
May	Du 18e, vingt gouttes essence de canelle	2	6
—	Du 21, une medecine composé (*sic*) avec senné, rubarbe, syrop fleurs de Peschés	3	0
	Toutte	36	2

Somme trente et six frans deux gros (1)

Receu le contenu des partie six desseu (2).

A Metz ce 16 juillet 1669.

Madelaine de Vigy.

(1) Le total est de 34 francs et 26 gros; mais, comme le franc était de 12 gros, 26 gros font 2 francs et 2 gros, qui, ajoutés à 34 francs, donnent le total de 36 francs et 2 gros. Ce mémoire a été réglé intégralement. La bibliothèque de l'École supérieure de pharmacie de l'Université de Paris possède un certain nombre de « parties d'apothicaires », dont quelques-unes, lors du règlement, ont subi de fortes réductions. Au temps de Sébastien Colin (*Declaration des abuz et tromperies que font les apoticaires*, Tours, 1553, f° 24, r°; nouvelle édition publiée par le Dr P. Dorveaux, p. 36, Paris, 1901), les médecins « modéraient les parties » des apothicaires; mais ceux-ci, « prévoyant que leurs parties seraient rognées, les augmentaient d'un tiers ». Mlle Buvignier-Cloüet possède un mémoire de 1625 qui fut « réduit » par deux apothicaires de Nancy.

(2) Cette ligne et les deux suivantes, parfaitement calligraphiées, sont de l'écriture de Madelaine de Vigy, veuve de Jean Peltre.

www.ingramcontent.com/pod-product-compliance
Lightning Source LLC
LaVergne TN
LVHW012026170826
845678LV00004BA/1646

* 9 7 8 2 3 2 9 6 3 4 3 2 6 *